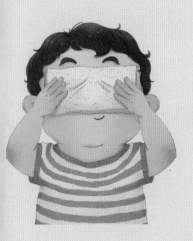

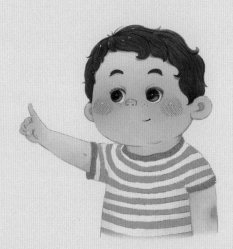

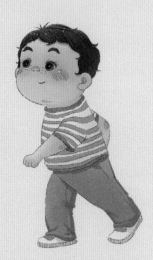

给孩子一个完美
视力

尹树国　编著

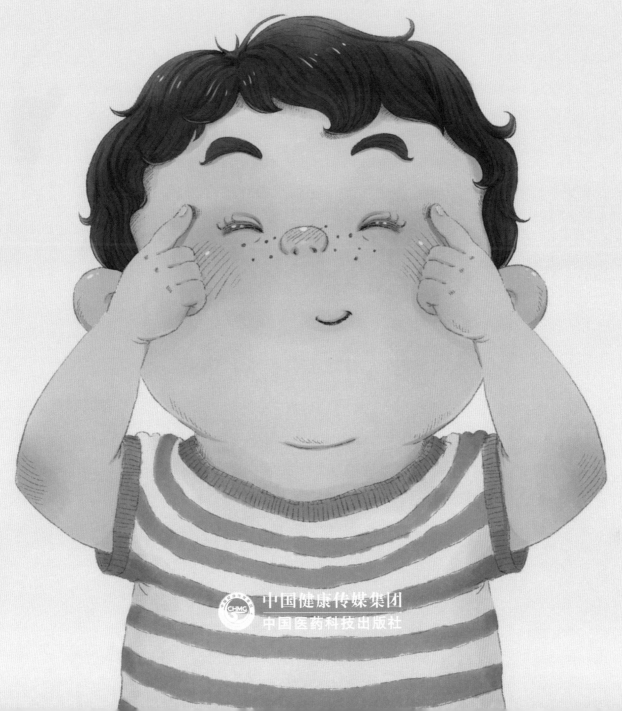

中国健康传媒集团
中国医药科技出版社

根据教育部等八部门印发的
《综合防控儿童青少年近视实施方案》的精神编写

内容提要

　　长时间地看手机和电脑，不规律的生活习惯，还有不正确的坐姿和读书习惯，使中小学生的视力日益下降。本书设计了一个孩子们特别喜爱的漫画人物，他像同学们身边的好朋友一样，教大家做眼保健操，进行眼睛的护理，还对日常生活中遇到的用眼护眼的困惑给予贴心的解答，时刻提醒大家爱护好眼睛、保护好视力。

目录

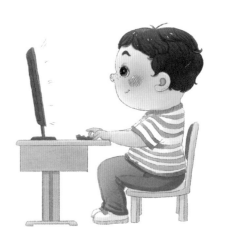

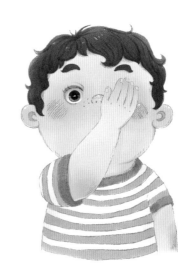

第三章　日常护眼小贴士　21

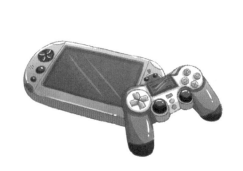
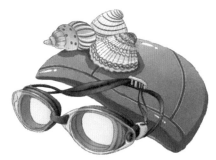
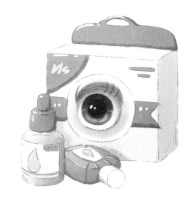

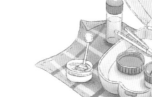

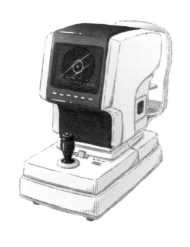

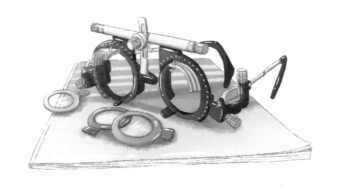

第一章
眼部护理小常识

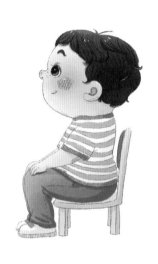

1. 保持正确的姿势有助于提升视力

正确的姿势：脊柱从侧面看呈好看的 S 形。脊柱侧中线和耳朵在一条直线上。

2. 使用电脑时，调整好坐姿可预防眼部疾病

（1）电脑前的正确坐姿：坐在椅子上时，将脚踝、膝盖、髋关节调整到 90 度的状态。眼睛和屏幕间最好保持 40 ～ 50 厘米的距离。

（2）使用电脑不要超过 1 小时以上。

（3）2 个连续作业之间，中间需休息 10 ～ 15 分钟。

（4）1 个连续作业的时间内，短暂休息 1 ～ 2 次。

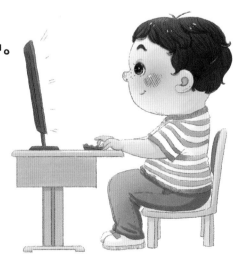

3. 正确的走路姿势有利于改善视力

走路时，挺直胸向前走，并有意识地看向远方，以达到放松眼睛的目的。

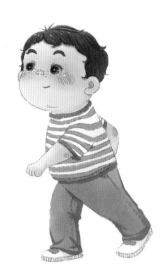

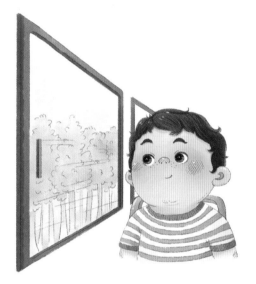

4. 养成经常活动眼球的习惯

经常活动眼球，可以预防由于长时间看同一个地方导致的睫状体紧张。如在公共汽车正在行驶时，可以交替看窗外近处和远处的招牌，让眼球活动起来。

5. 在泡澡时可以做的眼球运动

进入浴缸后，将热毛巾敷在眼睛上，然后眼球向上下左右、斜上斜下各个方向动，重复几次。

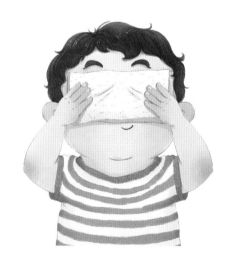

6. 注意饮食，促进血液循环

（1）生病时要饮食尽量清淡，少吃。

（2）日常饮食尽量避免过于油腻，多吃鱼肉和富含碱性成分的蔬菜、水果。

（3）维生素类是维持眼睛健康必不可少的营养素，如维生素 A、β-胡萝卜素、B 族维生素、维生素 C、维生素 E 等。

（4）多吃富含花青素的蓝莓和酸果蔓，以及富含锌的牡蛎、肝、煮小鱼干、干香菇等食物。

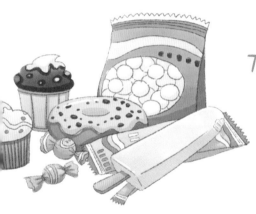

7. 不要吃太多甜食和冷冻食品

常吃冷的食物，会使身体变冷，引起血流不畅。
常吃甜食，过多的糖分会使角膜、晶状体、玻璃体浑浊，还会使血管脆弱。

8. 定期做眼科检查以了解血管状态

常见的眼科检查有视野检查、眼压检查、眼底检查和 OCT（光学相干断层扫描）检查。

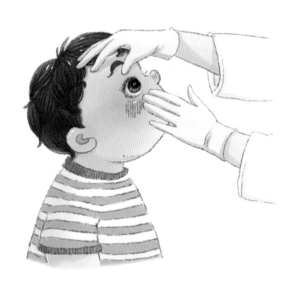

9. 眼睛是人体最宝贵的"窗户"

眼睛是肝脏的"门户"中医学认为，肝开窍于目，因此，肝脏与眼睛密切相关，可以说眼睛是肝脏的"门户"。

眼睛是人体运动次数最多的器官 眼睛周围的肌肉一天要活动10万次以上。眼睛疲劳其实是眼睛周围的肌肉疲劳，因为眼睛一直在不停息地运动，所以容易出现疲劳。

眼泪与眼睛"相濡以沫"眼泪对眼球起着湿润的作用，而且还具有冲刷掉眼球表面上的脏东西、保持眼球的清洁、杀菌等作用。

10. 日常生活中如何护理好眼睛

适当休息

睡眠充足，切忌熬夜。在看书、手机或电脑时，看一会儿累了就闭上眼睛，或往远处看一下，选择看绿色的东西；同时，也不要在暗光下看书或玩游戏、看电视。

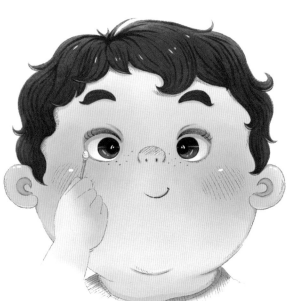

注意保持眼睛清洁

对于睑板腺分泌旺盛的人来说，应定期用棉棒清洁眼部，并热敷一下，让皮脂都分泌出来，也可以勤眨眼睛，促进分泌物排出。

注意生活习惯

平时多喝水，睡前避免大量饮水。眼睛应避免阳光直接照射。并且，不要养成眯、眨、挤、揉眼睛的不良习惯。

11. 眼睛不可或缺的 9 大营养素

B 族维生素——保护眼角膜

常见富含 B 族维生素的食物：绿叶蔬菜、谷物、牛乳和鱼类，如香菇、小麦胚芽、小米、糙米、鸡肝、牛肝、鸡蛋、奶酪、鳗鱼等。

维生素 A 和 β - 胡萝卜素——预防眼干燥、夜盲症

常见富含维生素 A 的食物：动物肝脏、鱼类、禽蛋黄、奶类、海鲜类等。

常见富含 β - 胡萝卜素的食物：黄、绿色蔬菜和黄色水果，如胡萝卜、南瓜、油菜、橙子、柑橘等。

维生素 E——延缓眼睛衰老

常见富含维生素 E 的食物：芝麻油、花生油、玉米油、橄榄油等植物、种子食用油，肉及乳制品，绿叶蔬菜，蛋黄，坚果类等。

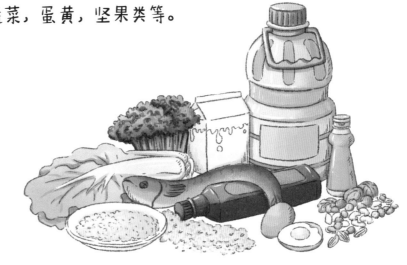

锌——预防黄斑病变

常见富含锌的食物:贝类和软体类海鲜（如扇贝、三文鱼、虾）及干果类（如黑芝麻、核桃、榛子）等。

花青素——预防白内障

常见富含花青素的食物：黑莓、蓝莓、樱桃、红石榴紫米、茄子等。

叶黄素和玉米黄素——阻挡有害光

常见富含叶黄素的食物：菠菜、油菜、洋葱、花椰菜、芦笋等。

常见富含玉米黄素的食物：玉米、南瓜、菠菜、芥蓝、橙子等。

DHA——让视觉更敏锐

常见富含DHA的食物:深海鱼，如三文鱼、鲑鱼、藻类、亚麻籽、紫苏籽等。

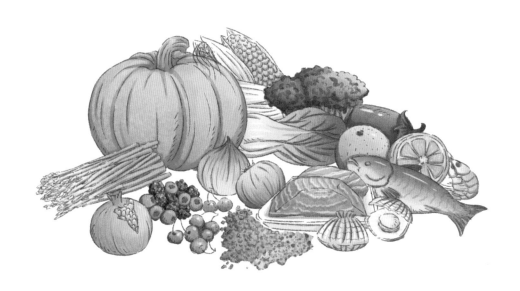

第二章
保护眼睛，从学做眼保健操开始

这是一套不同以往的全新概念的眼保健操，它是以儿童眼睛视觉发育理论为基础，综合了现代医学研究的成果编制的。本套眼保健操的特点是"三动"，即手动、眼动和大脑思维活动，"三动"眼保健操激活了手、眼睛和大脑的综合联动功能，从而促进了视力发育，使眼睛健康成长。

手眼脑联动的训练，起到健眼、健脑的功效，坚持做"三动"眼保健操有利于儿童眼睛健康发育，缓解眼疲劳，具有预防近视的作用，并对近视、弱视治疗有辅助作用。

儿童处在好奇、多动、天真、活泼的时期，"三动"眼保健操加入肢体活动，联合了眼球的扫视运动，增加了大脑的冥想，把死板的眼保健操变成孩子们喜欢的游戏。

设计原理：

1. 遵循人体运动规律设计，第1节起步，第2～5节逐渐增加刺激量，第6节整理收尾。

2. 训练眼内的睫状肌，预防近视，缓解眼睛疲劳。（第2节望远，第5节对眼运动）。

3. 刺激视网膜和视觉中枢，增加视功能。（第3节双眼交替遮盖，第4节双眼扫视运动）。

4. 穴位按摩，清头明目，缓解眼睛疲劳。冥想绿色，促进视觉发育。（第1、6节）。

场地：室内、室外均可。如室内，在窗前较好。

姿势：站位，或坐位。

做法：每节4个8拍。

第一节　按揉太阳穴

1. 双手食指分别按在双眼眉尾外侧的凹窝穴位处，其余手指自然弯曲。有节奏地按揉穴位，每拍一圈。双眼微闭，冥想眼前一片草坪、绿树。
2. 重复第1个8拍。
3. 重复第1个8拍。
4. 重复第1个8拍。

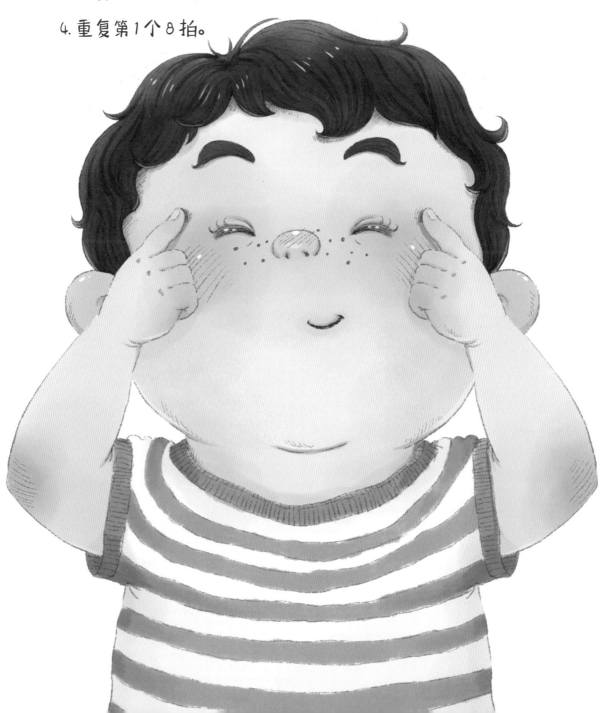

第二节 望远

1. 睁开双眼，自然放松，看向远方。

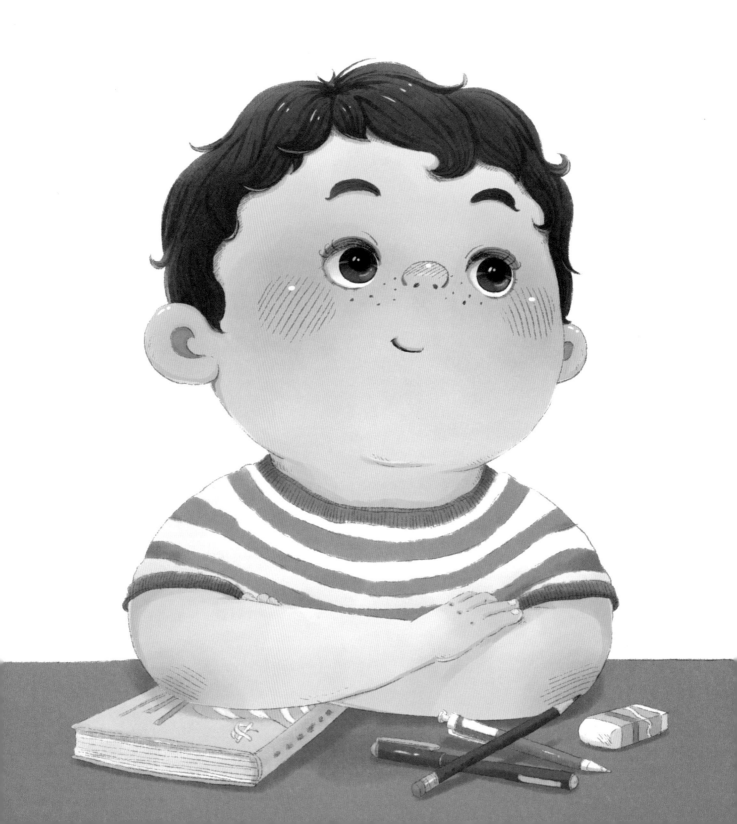

2. 抬头远望。在室内，双眼看向斜上远方屋顶；
   如果在户外，抬头看蓝天白云。
3. 重复第1个8拍。
4. 重复第2个8拍。

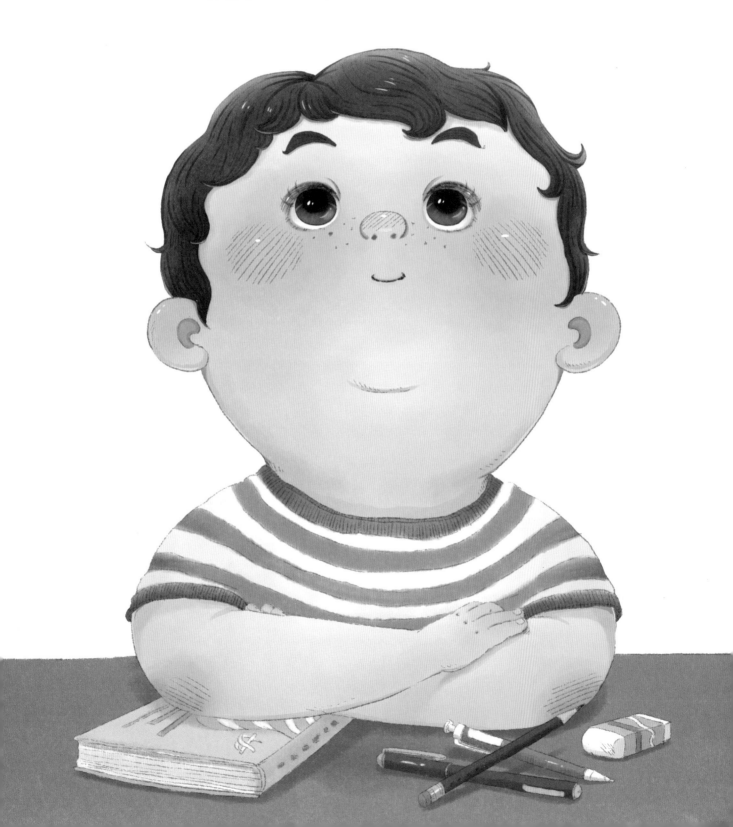

第三节 双手交替遮眼

1. 第1拍，右手遮盖右眼。第2拍，右手遮盖左眼。
   右手依次换位遮盖右眼、左眼。

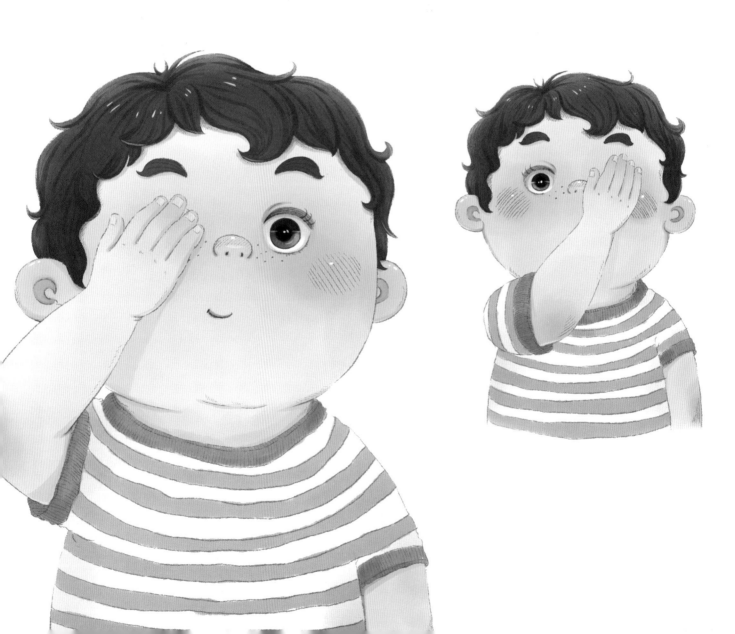

2. 第 1 拍，左手遮盖左眼。第 2 拍，左手遮盖右眼。

　左手依次换位遮盖左眼、右眼。

3. 重复第 1 个 8 拍。

4. 重复第 2 个 8 拍。

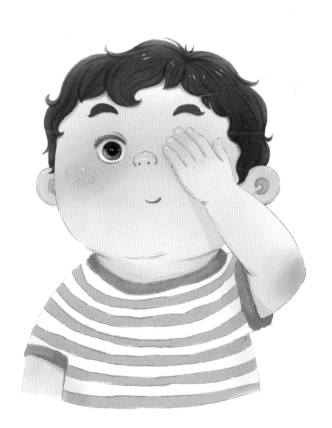
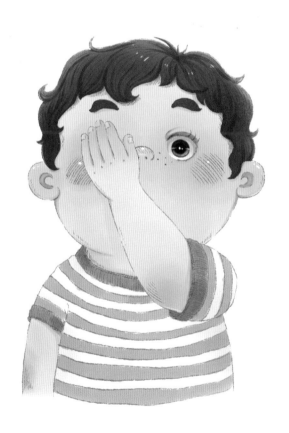

第四节 眼球左右、上下扫视运动

1. 头部面向正前方不动。伸出右臂，竖起食指，
   双眼盯住食指，眼球跟随食指快速运动。

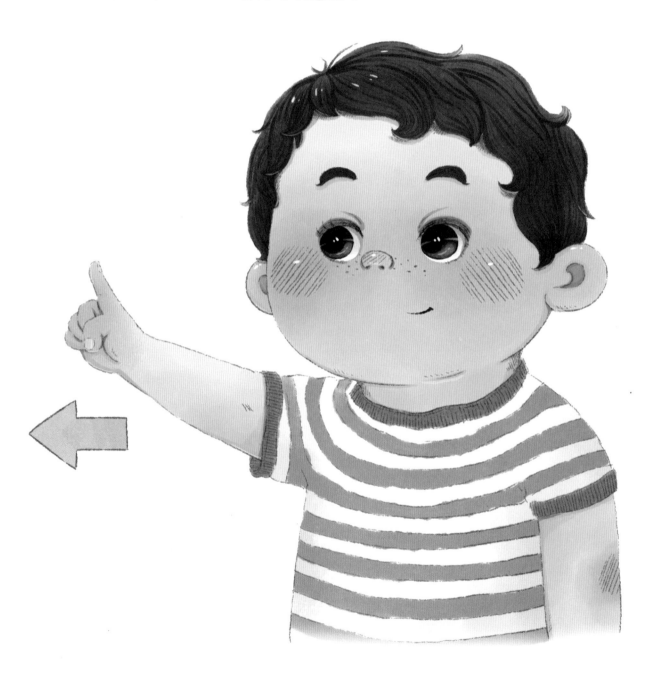

食指向右侧、左侧、上边、下边运动。

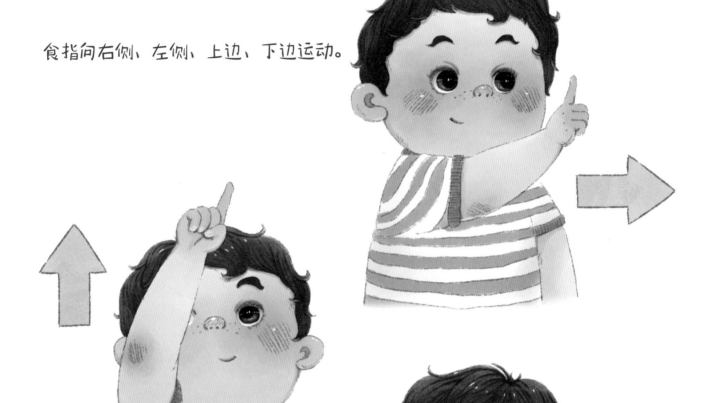

2. 头部面向正前方不动。
   伸出左臂，重复第1个
   8拍，重复第2个8拍。

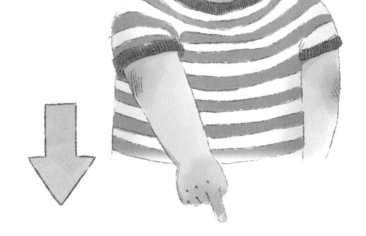

第五节 对眼运动

1. 双眼盯住活动的食指尖。

   前4拍，右手臂水平伸向眼睛正前方。

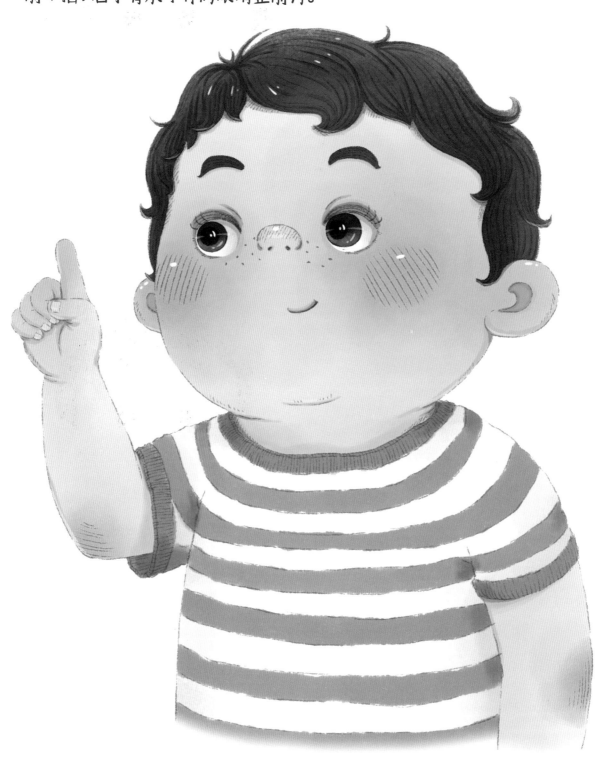

2.后4拍，食指慢慢由远及近，直到看成双影为止。

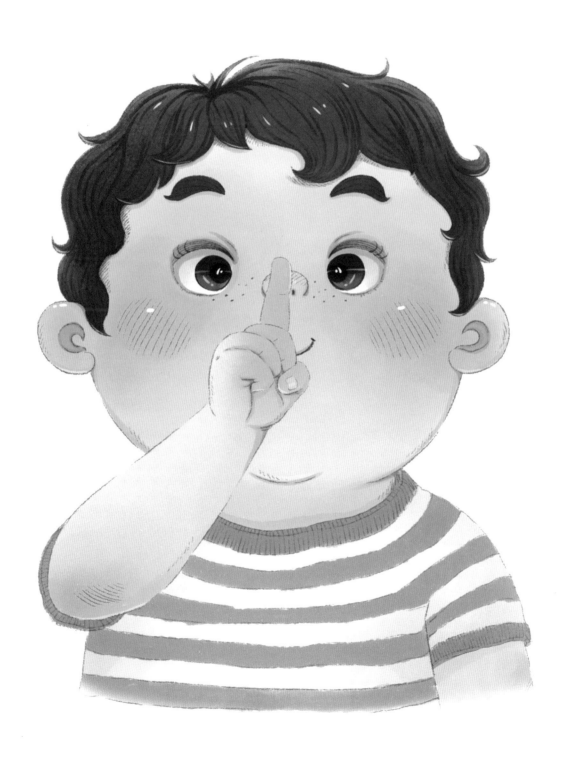

3. 双眼盯住活动的食指尖。

前4拍，左手臂水平伸向眼睛正前方。

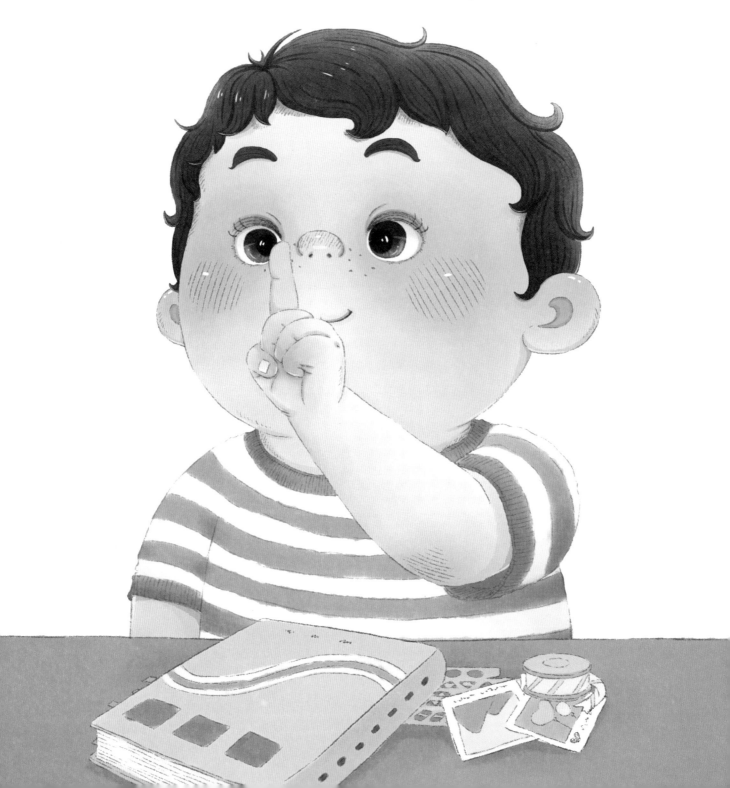

4. 后 4 拍，食指慢慢由远及近，直到看成双影为止。

5. 重复第 1 个 8 拍。

6. 重复第 2 个 8 拍。

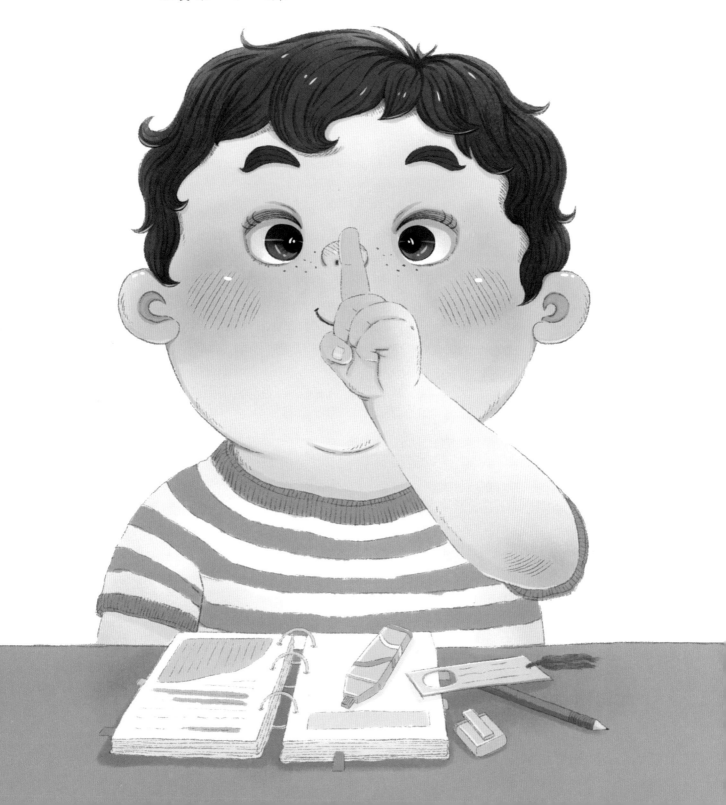

第六节 按揉四白穴

1. 双眼微闭，冥想眼前一片草坪、绿树。双手食指分别按在双眼正下方眼眶缘下部凹窝穴位处，其余手指自然弯曲。有节奏地按揉穴位，每拍1圈。

2. 重复第1个8拍。

3. 重复第1个8拍。

4. 重复第1个8拍。

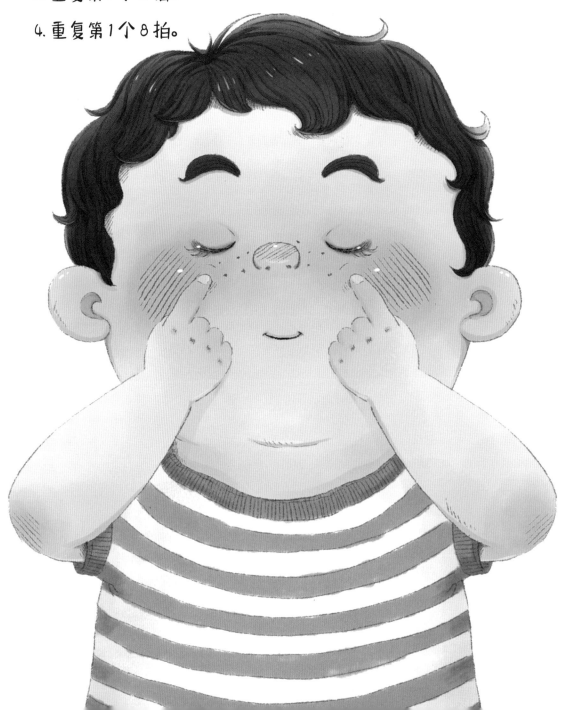

第三章
日常护眼小贴士

1. 读懂眼睛发出的"求救信号"

眼睛充血：眼结膜上分布了很多毛细血管，一旦血管破裂，就会有充血的表现。

瞳孔异常：正常情况下，左右瞳孔是对称的。如果出现瞳孔一大一小或一侧收缩速度较慢、幅度较小，则可能是脑肿瘤、视神经肿瘤等疾病的前期症状。

眼睛凸出：甲状腺功能亢进时，甲状腺激素水平异常，会出现眼部周围组织肿胀，像凸出来一样。

眼球变黄：肝炎和肝硬化等肝功能异常会引起胆红素积聚，从而导致巩膜变黄。

角膜环：可能是威尔逊氏病的症状表现。

2. 想保护视力，请不要熬夜

人体内促进修复身体的生长激素是在晚上睡觉时分泌，身心的疲劳只有在睡觉时才会得到恢复。高质量的睡眠有助于调整自律神经，促进生长激素分泌，恢复精神，是眼睛健康不可或缺的因素。

生长激素能促进人体修复脆弱的部分，也是抗衰老不可或缺的激素。由于一到凌晨3点，睡眠就会逐渐变浅，只在深度睡眠时才会更多地分泌生长激素，过了时间，分泌效率就会变低，所以建议晚上最好在12点之前入睡。由此可见，要想保护视力，就不要熬夜。

3. 如何缓解玩电子游戏引起的视疲劳

（1）改善外部条件：改善周围环境，保持空气流通；减少游戏屏幕和房间照明的差距。

（2）控制游戏时间：玩电子游戏，对于儿童来说，建议每次15分钟以内，最好隔天1次。对于中学生来说，每次玩游戏的时间不宜超过1小时，最好玩30分钟后休息10分钟，再做做眼保健操，看看远处，尽量减少玩的次数。

（3）加强宣传：老师和家长一起教会孩子如何科学、合理地使用电子产品，进行耐心的教育和引导。

4. 眼睛疲劳也会引起近视（屈光不正）吗？

由于眼睛在看近处的时候需要调节，所以长时间近距离伏案工作（如长时间看书、写作业、看电脑）时，容易使眼睛过度调节，导致过度疲劳，进而眼睛肌肉的调节痉挛过度，导致近视。

另外，长期的不良的习惯，如躺着看书、玩手机，长期在灯光较暗的环境下看书等，都容易引起近视。

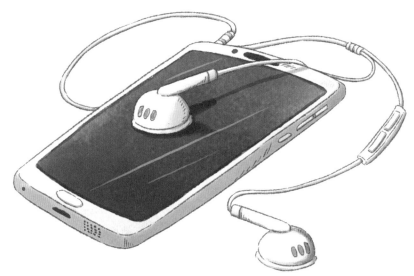

5. 太阳镜镜片颜色有讲究

太阳镜镜片颜色不是越深越好，颜色太浅的镜片遮光作用不足，而颜色太深的镜片会影响视力和色感。颜色以天然的灰色、茶色或深灰色最佳，其次是深褐色、墨绿色和黑色。

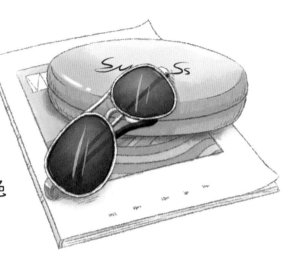

6. 游泳时应如何保护眼睛

（1）尽量选择水质好、污染少、卫生条件好、消毒措施完备的游泳池。

（2）患有高度近视眼者不能头朝下跳水，以免视网膜受到冲击。潜水时，尽量闭上眼睛，有条件者可戴防护眼镜。

（3）游泳时不要佩戴隐形眼镜，最好佩戴密封性好的护目镜，尽量使眼镜少接触游泳池水。游泳后不要随意用手揉眼睛。

（4）游泳后应用自来水认真冲洗全身，并用流动的清洁水冲洗眼睛和护目镜。

7. 如何注意用眼卫生

一 "控"：控制看电脑或看书学习的时间，短暂有效地休息。建议每学习1~2小时，闭目或远眺约10秒钟。

二 "动"：连续看电脑或看书学习约1小时，可尝试做一些眼球运动，如向上望，呼一口气，再将视线移回中间，吸一口气，如此反复运动三回，然后再继续进行向下、向左、向右重复相同的动作。

三 "眨眼"：眨眼可以减少眼球暴露于空气中的时间，减少眼泪蒸发，促进眼泪分泌，保持眼部湿润。

四 "呼吸"：深呼吸可加速血液循环，有益于保护眼睛。

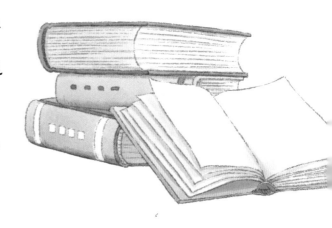

8. 如何正确选择隐形眼镜

由于佩戴隐形眼镜时，眼睛的湿度低，眼泪会很快蒸发掉，因此戴隐形眼镜容易出现干眼症状。对于一般的轻中度干眼，可以佩戴隐形眼镜，但需要注意以下几点：

（1）减少使用电脑等电子产品的时间或减少佩戴隐形眼镜的时间。

（2）佩戴者应严格进行正确的隐形眼镜护理，选择不容易引起干涩的镜片类型，如厚度偏厚的、含水量较低的、硬镜材料等，并注意隐形眼镜的佩戴方式。

（3）定期进行眼镜检查。

（4）佩戴过程中，可以合并使用一些隐形眼镜的润滑液来润滑眼睛。

（5）最好是到正规医院眼科进行泪液分泌和质量等的测试，以确定适合佩戴的镜片类型，并要综合考虑干眼的程度和季节等因素的影响。

9. 隐形眼镜更换周期长短，对眼睛健康有影响吗

事实上，对隐形眼镜来说，更换周期越短越健康。建议尽量使用月抛或日抛的隐形眼镜。

10. 隐形眼镜更换周期越长，镜片质量越好吗

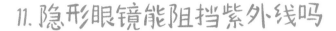

答案是不一定。与更换周期长的隐形眼镜相比，抛弃型的隐形眼镜采用的是透氧更好的"亲水型"离子性材料，其镜片成型性好，含水量适当，佩戴较舒适且容易适应。

11. 隐形眼镜能阻挡紫外线吗

想要真正防紫外线，最好选择佩戴符合国家防紫外线登记标准的隐形眼镜。但需要注意的是，防紫外线隐形眼镜不能替代紫外线防护镜或太阳镜，因为隐形眼镜不能遮盖眼部周围区域。

12. 能戴着隐形眼镜睡觉吗

尽量不要戴隐形眼镜睡觉，建议午睡是也尽量取下隐形眼镜后再睡觉。因为戴着隐形眼镜睡觉会影响角膜的呼吸，严重者可能会导致角膜感染。

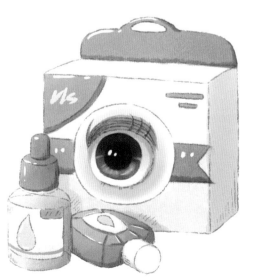

13. 戴隐形眼镜能用眼药水吗

在使用眼药水之前，最好先摘下隐形眼镜。因为戴着隐形眼镜滴眼药水，药水成分沉淀在镜片上易造成镜片材质和颜色的改变。

14. 隐形眼镜含水量越高越好吗

若隐形眼镜含水量过高，镜片会吸收眼睛的水分，从而引起干眼等不适；若隐形眼镜含水量过低，则会造成镜片透氧差，也易出现眼睛干涩等不适。因此，隐形眼镜不是含水量越高越好。

15. 泡温泉时可以戴隐形眼镜吗

泡温泉时建议最好不要戴隐形眼镜。因为软性隐形眼镜含有水分，高温下镜片容易脱水而导致镜片粘在眼内不易摘取，进而影响眼睛健康。

16. 戴隐形眼镜可以化妆吗

答案是可以的。但需要注意的是，尽量避免化妆品污染镜片，并应在使用涂眼影、睫毛膏之前戴好镜片，且卸妆前应先取下镜片。

17. 儿童屈光不正（近视、远视、散光）要注意哪些

判断是否屈光不正最主要的方法就是验光。其治疗手段以戴框架眼镜为主，不建议戴隐形眼镜，更不建议做屈光手术。

验光建议最好是到正规医院进行散瞳孔验光。通常，13岁以下的儿童，宜用慢速散瞳；13岁以上的儿童，宜用快速散瞳。并且，建议屈光不正的儿童每隔半年左右进行一次散瞳验光，让孩子的睫状肌充分休息，也是一种治疗和缓解近视的手段。

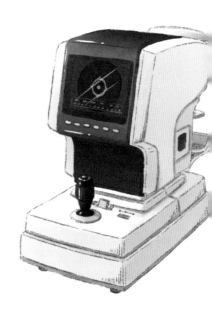

另外，值得注意的是，散瞳前需要到医院检查，以排除是否有青光眼的可能。对于青光眼的患者，散瞳会使其眼压突然升高，因此一般情况下不建议散瞳。

18. 假性近视可以自愈吗

由于长期看近处，眼球周围的肌肉就会长时间用力，从而容易出现挛缩，进而使眼球发生改变，出现假性近视的表现。若这时带孩子戴上近视镜，那么就很容易从假的慢慢变成了真的，因此，为了预防这种假性近视的发生，一定要散瞳验光。

事实上，假性近视是可以自愈的。当孩子休息一段时间，经常往远看看，放松眼睛，则眼球的肌肉会慢慢舒展，近视度数也就没了。

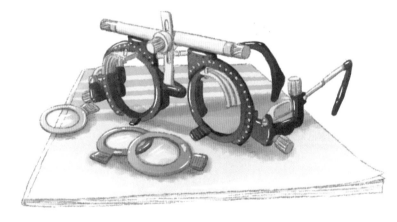

19. 日常哪些坏习惯最伤眼

睡眠不足：夜晚是人体的生理休息时间，该休息而没有休息，就会因为过度疲劳，造成眼睛周围的血液循环不良，引起黑眼圈、眼袋或是白眼球布满血丝。另外，对于近视眼的人来说，熬夜用眼还会使眼部肌肉紧张，在电脑、手机等光线的刺激下，眼部的血管很容易发生破裂。因此，近视眼的人要特别注意规律用眼，正常作息，避免眼睛过度疲劳。

久看电脑屏幕：长时间"目不转睛"地看电脑屏幕，神经就会高度紧张，进而导致眼睛发胀，视神经功能逐渐减退。同时，长时间近距离用眼，还会促使近视的发生。此外，眨眼动作的减少还会使眼球缺乏润滑和保护作用。

滥用美瞳：一些爱美的女生喜欢佩戴"美瞳"，殊不知，常戴美瞳很伤眼睛。"美瞳"比普通的隐形眼镜要厚，镜片中添加的色彩多为重金属离子，透气性差，会影响眼角膜的呼吸，进而损伤眼睛。

20. 眼部皮肤过敏怎么办？

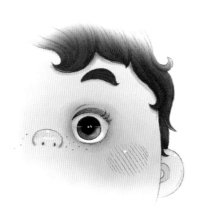

眼部皮肤过敏的特征：眼睑痒、眼睑皮肤红肿刺痒、有烧灼感，表面有渗出，眼皮粗糙，甚至出现丘疹、水疱；或眼睑皮肤出现红斑、丘疹、水疱等。

可能导致眼部过敏的常见药物：青霉素、链霉素、四环素、磺胺、阿托品、毛果云香碱等。另外，一些化妆品、染发露也可能会引起眼部过敏。

一旦发生眼睑或眼部皮肤过敏，首先必须确定是什么药引起的，立即停用这种药。局部用生理盐水或 3% 硼酸水冷湿敷，口服苯海拉明或氯苯那敏、维生素 C、钙剂等，或在眼部点可的松眼药水或眼膏进行暂时性的治疗，必要时建议去医院就诊。

21. 眼睛肿了，哪些消肿方法见效快

（1）用铁勺子冰敷眼部：事先将

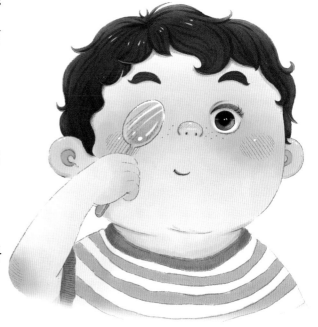

铁勺子放进冰箱冷冻室内，几个小时后再拿出来在眼部从内眼角往太阳穴的方向冰敷，可以缓解哭过肿起的眼睛。

（2）用冻牛奶冷敷：用纱布在冷冻牛奶中浸透，取出敷在眼部5分钟，然后再在眼皮上放2片梨或菠萝，可以使眼睛消肿。

（3）用毛巾热敷冷敷交替：利用热胀冷缩的原理，用毛巾在适当温度的热水中浸湿，在不烫皮肤的情况下敷在眼睛上，待毛巾变凉再重复沾湿，如此循环几次热敷，然后再冷敷一段时间，这样有助于眼睛消肿。

（4）用盐水敷眼：取约40℃的温水500毫升，放入一茶匙盐，搅拌均匀。将纱布放到盐水中浸泡，使其充分吸收盐水。然后把纱布叠成适当大小，敷在眼睛上约20分钟，即可有消肿的效果。

（5）用小黄瓜敷眼：小黄瓜具有紧肤、消除浮肿的作用，将小黄瓜洗净，切成薄片敷在眼部，10分钟后取下洗净即可。

（6）用生薯片敷眼：将生薯切成薄片，或捣碎，敷在眼皮上约15分钟，然后用清水洗净，同样也有消肿的作用。

（7）用甘菊茶包敷眼：甘菊有镇静及排水的功效。将甘菊茶包放入冰箱冷却后取出来，敷在眼皮上，具有舒缓消肿、消除黑眼圈的作用。

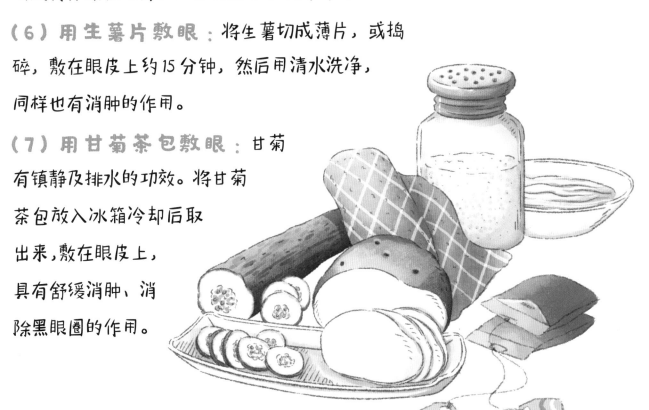

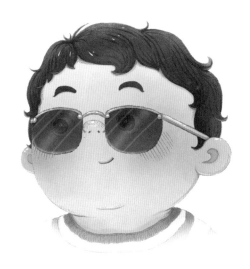

22. 你知道吗？眼睛也需要防晒

夏季紫外线格外强烈，当强光连续照射眼睛1～2小时，就很容易"晒伤"眼睛。常常可表现为眼部皮肤红肿、疼痛，伴有畏光、流泪等，甚至还会出现视物模糊等症状。因此，眼睛也需要防晒，夏季外出时，记得做好眼部防护哦。

23. 频繁远眺，提升视力

远眺通常是指远看20～30米开外的地方，约是两根电线杆之间的距离。人的眼睛看远看近的调节是靠睫状肌完成的，看近处时睫状肌收缩，用力增加晶状体的曲度，把焦点拉近；看远处时睫状肌放松，让晶状体处于放松状态，焦点自然就回到远处。因此，远眺可以帮助放松眼部肌肉，进而有利于提升视力。

24. 轻松按摩，远离黑眼圈

（1）由下眼部的眼眨肌（下眼袋）开始向眼尾方向以螺旋状方式按摩轻压；

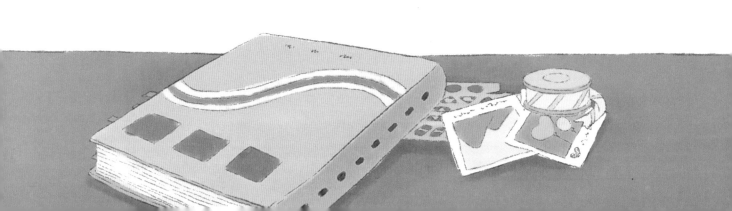

上眼部由眉头开始往眼尾方向，以同样方式按摩。

（2）按到眼尾时，再以指腹轻按内眼角3秒左右，有利于促进血液循环。

（3）用食指、中指、无名指指腹轻弹眼周100～200次，绕眼周自下而上按摩，以促进血液循环，改善黑眼圈。

（4）将双手搓热，盖住双眼。

25. 按摩双眼，舒缓眼部疲劳

（1）双手手指由额头中央轻推至太阳穴，并停在太阳穴位置按压3～4秒，有助于促进面部的血液循环。

（2）紧闭双眼，将双手捂热，轻轻按压双眼，约30秒。

（3）双手握拳，将食指关节压在四白穴上，停留3秒后放松；如此重复4～5次，可刺激眼周血液循环，舒缓眼底的肌肉。

（4）以无名指沿左右方向按压，力度要轻柔。若双眼十分疲倦，则可改用指尖在眼底下来回弹压，以刺激血液循环。

（5）用无名指由内向外围绕眼睛周围按摩，重复5次，有助于防止眼皮下垂。

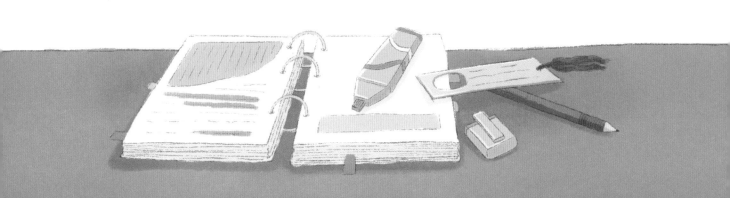

图书在版编目（CIP）数据

给孩子一个完美视力 / 尹树国编著 . — 北京 : 中国医药科技出版社 , 2018.11
ISBN 978-7-5214-0448-7

Ⅰ.①给… Ⅱ.①尹… Ⅲ.①儿童 – 眼 – 保健操 – 基本知识 Ⅳ.① R77

中国版本图书馆 CIP 数据核字 (2018) 第 211620 号

给孩子一个完美视力

美术编辑　陈君杞
版式设计　大隐设计

出版　中国健康传媒集团｜中国医药科技出版社
地址　北京市海淀区文慧园北路甲 22 号
邮编　100082
电话　发行：010-62227427　邮购：010-62236938
网址　www.cmstp.com
规格　880 × 1230mm $^1/_{16}$
印张　2 $^3/_4$
字数　23 千字
版次　2018 年 11 月第 1 版
印次　2018 年 11 月第 1 次印刷
印刷　北京盛通印刷股份有限公司
经销　全国各地新华书店
书号　ISBN 978-7-5214-0448-7
定价　35.00 元
本社图书如存在印装质量问题请与本社联系调换